Te $\frac{135}{80}$

242 +

RÉPONSES

A DES ATTAQUES RÉCENTES

CONTRE

L'HOMOEOPATHIE;

Par M. H. B.,

D. EN M., ETC.

> La maladie est engendrée par les sembla-
> bles ; et c'est par les semblables que les
> symptômes des maladies sont guéris.... Le
> vomissement guérit le vomissement.
> (*Traduct. littér. d'Hippocrate.*)

BORDEAUX,

IMPRIMERIE DE BALARAC JEUNE, RUE DU TEMPLE, 7.

—

OCTOBRE 1846.

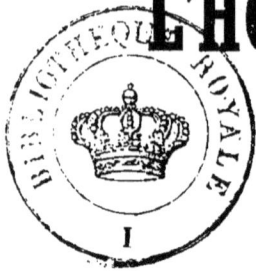

L'HOMŒOPATHIE.

Dans un journal politique a paru une attaque vive contre l'homœopathie, par M. le docteur Bonnet, ex-président et membre de la Société de Médecine de Bordeaux, et professeur de pathologie interne de l'École.

L'homœopathie a répondu, par l'organe d'un spirituel écrivain.

M. Bonnet n'a pas voulu répliquer, n'ayant pas pour adversaire un diplôme.

Alors s'est présenté le diplôme, qui, dans le seul intérêt de l'humanité, de la vérité, a cru devoir reprendre la question. C'est sa réfutation qui est ci-après réimprimée.

L'homœopathie a cru à la bonne foi de M. Bonnet; elle lui sait même gré d'avoir soulevé un débat qui doit intéresser et le public et les médecins.

Une discussion médicale est toujours chose grave. Chacun doit y porter le tribut de son savoir, de ses lumières; et nous ne comprenons pas pourquoi la lutte ne s'établit pas paisiblement, consciencieuse-

1

1846

ment, n'ayant dès lors pour mobile que l'amour de la science et de la vérité. Tous les médecins, dans leurs nobles travaux, doivent examiner les faits comme les théories. Étudier, observer, est un devoir pour tous.

Eh bien ! l'homœopathie s'offre comme un fait immense, qui s'appuie sur le temps passé comme sur le temps présent, qui relève un coin du voile jeté sur les secrets de la nature. Elle demande à être jugée, et le monde médical officiel cherche à l'étouffer. Pourquoi réserver ce triste privilége à la seule doctrine qui soit fille de l'observation ? Mais vains efforts ! la vérité scientifique ne succombera pas en plein dix-neuvième siècle.

L'homœopathie ne prétend pas au miracle. Elle sait que trop souvent encore elle sera muette devant la douleur ; mais elle a la certitude de soulager ou de guérir *tutò citò, et jucundè,* par des moyens pour la plupart inconnus de l'allopathie.

Elle *n'est pas une tente dressée pour le repos.* Elle ne rive point la science au piédestal sur lequel s'est élevée la statue de l'homme de génie. Elle a des progrès à faire, sans doute ; mais elle n'a que dix ans d'étude en France, un peu plus en Allemagne : elle est fière de regarder en face la vieille école de quatre mille ans. Elle revendique les travaux de tous les auteurs qui ont pris la nature pour guide ; elle les porte plus haut que leurs propres défenseurs, les commente et les explique. Elle convie l'observation médicale de tous les temps et de tous les lieux, pour ajouter à ses découvertes dans la voie vaste et sûre qu'elle a tracée.

Qu'on ne se figure pas que la pratique de l'homœopathie soit chose facile. Aucune doctrine médicale
n'exige autant d'attention, de patience, de sagacité.
Pour peu qu'on l'ait essayée au pied du lit des malades, on sait quelles immenses difficultés présente
l'application de sa théorie, si simple en apparence.
Qu'on se garde donc de la rendre responsable des fau-
tes de l'inexpérience.

PREMIER ARTICLE.

———

Homœopathie ! C'est une chose trop extraordinaire, s'écrie-t-on , pour être croyable. On oublie que l'extraordinaire n'est souvent que l'inconnu.

Si l'homœopathie est *bizarre, absurde*; si elle justifie le sarcasme et l'ironie déversés sur elle; si , en un mot , elle est agonisante , pourquoi ses adversaires jettent-ils un cri d'alarme , et portent-ils l'attaque jusques dans un *journal politique* ? Pourquoi cherchent-ils à fatiguer son agonie ? Mais non , l'homœopathie n'est point à sa dernière heure; comme toute vérité, elle doit avoir des opposans; elle doit être ridiculisée , poursuivie : c'est une loi du monde.

Celui qui écrit ces lignes n'est pas un savant; mais il est docteur en médecine. Libre de tout intérêt , de toute influence , il croit devoir élever la voix en faveur de l'homœopathie. Sa parole n'aura rien de blessant pour personne. Il portera le débat sur le terrain de la science, de la pratique médicale. Il n'a d'autre prétention que d'être clair.

Nous commencerons par exposer tout simplement la doctrine homœopathique. Dans cette exposition on trouvera tout d'abord une réponse aux objections de M. Bonnet, objections qu'ensuite nous réfuterons plus spécialement.

Les malades sont guéris d'une manière prompte, sûre et durable, par les médicamens ayant vertu de produire sur l'homme sain un groupe de symptômes *analogues* ou semblables (1). (*Similia similibus curantur.*)

Pour que les vertus médicinales d'une substance soient connues, il faut qu'elle ait été essayée sur l'homme sain.

Les doses de médicamens doivent être minimes, comparativement à celles données habituellement.

Voilà toute la nouvelle doctrine nommée homœopathie. Essayons de développer ces trois propositions.

———

Similia similibus curantur : tel est l'axiôme de l'homœopathie. Cette loi avait été pressentie, entrevue, à différentes époques de l'art; elle n'a été constatée, précisée, érigée en principe, que par Hahnemann.

Hippocrate n'a-t-il pas écrit : *Vomitus vomitu curatur*, le vomissement est guéri par le vomissement?

Stahl (p. 40) n'a-t-il pas écrit : « La règle admise » en médecine, de traiter les maladies par des re- » mèdes contraires ou opposés aux effets qu'elles » produisent (*contraria contrariis*), pourrait bien être

(1) *Nota.* Qu'on ne confonde pas identique et semblable. Toutes les feuilles de chêne d'une forêt sont semblables; il n'y en a pas deux identiques.

» fausse. Je suis persuadé, au contraire, que les ma-
» ladies cèdent aux agens qui déterminent une af-
» fection semblable (*similia similibus*) : les brûlures,
» à l'ardeur d'un foyer dont on approche la partie;
» les congélations, à l'application de la neige (1)
» et de l'eau froide ; les inflammations et les con-
» tusions à celle des spiritueux. C'est ainsi que j'ai
» réussi à faire disparaître la disposition aux ai-
» greurs par de très-petites doses d'acide sulfurique,
» dans les cas où on avait inutilement administré une
» multitude de poudres absorbantes. »

Frank, ayant vu guérir des diarrhées par des purgatifs, se demande si, en thèse générale, les purgatifs ne guériraient pas la diarrhée.

Après d'autres faits de cette nature, le docteur
Sainte-Marie, de Lyon, ajoute : « Il est impossible
» que ces faits ne soient que d'heureux hasards. Ils
» se rattachent indubitablement à quelque grande
» loi thérapeutique ; car il est certain que nous gué-
» rissons quelquefois en agissant dans le sens même
» de la nature, en COMPLÉTANT, par nos moyens,
» *l'effort salutaire qu'elle a entrepris, et qu'elle n'a pas*
» *la force d'achever.* » (*Form. méd. et pharmaceut.*,
par E. Sainte-Marie, préface, p. 80.)

(1) L'homœopathie a dit que la congélation traitée par la friction de
glace *guérissait homœopathiquement.* M. Bonnet dit, en attaquant l'explication : « Le froid détermine la congélation des tissus soumis à son in-
» fluence, en les privant du calorique qu'ils contiennent; les frictions
» avec la glace ou la neige, au contraire, Y RAPPELLENT LA CHALEUR ET LA
» VIE. » Mais pourquoi y rappellent-ils la chaleur et la vie, sinon parce
que le traitement est homœopathique ?

Un moissonneur, quelque peu habitué qu'il soit aux liqueurs fortes, ne boit cependant jamais d'eau froide, quand l'ardeur du soleil et la fatigue du travail l'ont mis dans un état de fièvre chaude. Le danger d'agir ainsi lui est bien connu. Il prend un peu de liqueur échauffante ; il avale une petite gorgée d'eau-de-vie. L'expérience, source de toute vérité, l'a convaincu des avantages et de l'efficacité de ce procédé homœopathique.

Hippocrate (l. 5.) parle du choléra-morbus, qui résistait à tous les remèdes, et qu'il guérit uniquement par l'*helleborus nig.*, qui cependant produit par sa nature un choléra-morbus, comme l'ont vu *Forestus*, *Ledelius*, *Beimann* et autres.

Fourcroy rapporte l'histoire « d'un doreur qui » travaillait toute la journée dans une chambre as- » sez vaste, où il couchait avec sa famille : ayant » pris assez peu de précautions contre les vapeurs » mercurielles, il lui vint à la bouche des *chancres* » en très-grande quantité ; sa femme en fut égale- » ment atteinte. » (*Mal. des art.*, p. 36.) Qu'on médite ce fait, qui a plus d'une application !

Les journaux de médecine ne rapportent-ils pas que les coliques de plomb ont été guéries par la teinture de noix vomique, et que la constipation a aussitôt disparu ; que des laryngites ont cédé à la belladone, des métrorrhagies au seigle ergoté ; que les inflammations choniques de la vessie ont cédé à l'introduction du copahu dans cet organe ; que des chancres ont été guéris par le mercure ?

Ces exemples suffisent ; on pourrait les multiplier à l'infini.

Le principe homœopathique explique tous ces faits, dont tous les médecins se sont occupés , et dont ils ont cherché la loi. Il est donc vrai de dire que quelques-uns l'ont entrevue, mais qu'aucun, si ce n'est Hahnemann , ne l'a érigée en principe thérapeutique. Les applications du principe n'étaient que l'effet du hasard, ou d'aveugles tâtonnemens.

Ainsi appliqués, les médicamens devaient provoquer et provoquèrent souvent de violentes secousses, dont les malades avaient peine à se remettre. Que de catastrophes souvent produites par les vomitifs, les purgatifs , dans les vomissemens et les diarrhées ! Et de combien de maux le mercure, ce spécifique par excellence , n'a-t-il pas été l'origine ? Eh bien ! ces mêmes remèdes spécifiques sont conservés dans la doctrine de Hahnemann ; et entre ses mains ils ne produisent pas de résultats défavorables , parce que les doses auxquelles il les administre sont plus fractionnées.

Nous arrivons naturellement aux instrumens de la guérison.

Comment découvrir les propriétés véritables des substances médicinales ?

Serait-ce par le goût ? mais le saule , la noix de galle, l'aloès , ont, comme le quinquina , une saveur amère et astringente. Toutes ces substances ont-elles pour cela les mêmes vertus thérapeutiques ?

Serait-ce par l'odorat ? mais le muguet, la camomille, l'angélique, l'arnica, etc., sont aromatiques. Possèdent-elles pour cela les mêmes propriétés médicinales ?

Serait-ce à la chimie que nous demanderions les vertus inhérentes à chaque médicament ? Mais la chimie ne peut que nous apprendre que telle plante renferme du gluten, des résines, de la chaux ; que le calomel est composé de chlore et de mercure ; que l'acide prussique est composé d'azote, de carbone et d'hydrogène. Que nous apprend-elle de l'effet des médicamens ? Rien ; car, si la chimie déterminait les vertus médicinales d'un corps naturel d'après ceux des principes, médiats ou immédiats, que l'analyse y constate, elle serait forcée, quand ses réactifs lui indiquent l'existence de principes semblables, d'admettre aussi l'identité de l'action médicinale ; elle devrait par conséquent déclarer que le chou rouge et la belladone sont tous les deux, ou des plantes également innocentes, ou des végétaux également vénéneux ; ce qui dénote son incompétence à prononcer sur les propriétés médicinales des corps.

Serait-ce à la thérapeutique, *ab usu in morbis*, que nous pourrions demander les véritables vertus pures et curatives des médicamens ?

D'abord, observons que rarement, presque jamais, on n'a essayé des médicamens simples, isolés ; que presque toujours on a prescrit plusieurs substances administrées à la fois, ou à de courts intervalles; que, par conséquent, il a été impossible de savoir à laquelle d'entr'elles le résultat devait être attribué. Parvenait-on à guérir? on ne savait pas avec certitude auquel des médicamens appartenait l'honneur du succès. Nuisait-on? on ne savait à laquelle des substances appartenait ce fâcheux résultat.

Hahnemann sentit encore que le moyen employé *ab usu in morbis*, pour reconnaître les vertus pures des médicamens, n'était et ne pouvait être que très-imparfait; car les effets produits par les remèdes ne pouvaient jamais être observés que combinés avec ceux qui sont produits par un état de maladie; et il était dès lors impossible de distinguer les symptômes qui appartenaient à la maladie de ceux qui avaient été produits par la substance médicinale seule. La vertu curative n'apparaissait donc jamais d'une manière assez isolée pour être distincte; et son emploi n'était que le résultat d'expériences incomplètes.

Il n'y avait donc jamais eu rien de positif dans l'examen de la vertu curative des substances médicinales, et de leur action. La recherche du rapport entre le mal et le remède n'avait pas été faite de manière à donner un résultat distinct; et c'est cependant ce rapport qui doit servir de base à l'art de guérir.

Frappé de l'insuffisance de tous les moyens employés, Hahnemann eut l'idée d'essayer les médicamens sur l'homme sain. Là est la source de toutes ses découvertes.

Ici encore de grands médecins avaient eu cette

même inspiration. Haller entr'autres a dit : « *La pre-*
» *mière chose à faire pour connaître la vertu des médica-*
» *mens sur l'homme malade est de les essayer sur l'hom-*
» *me sain*, etc. , etc. »

Bien convaincu de cette vérité, Hahnemann se mit
à essayer sur lui-même , et sur les médecins qui ,
comme lui , voulurent se soumettre aux expériences.
Il reconnut deux effets : les *effets primitifs* des médicamens , et les *effets consécutifs* ou réactifs de l'organisme ; ainsi , par exemple , la constipation, pour effet *consécutif*, a la diarrhée, effet *primitif*.

On ne peut reconnaître les véritables vertus d'un
médicament , que lorsqu'il a été essayé dans différentes circonstances , et à plusieurs reprises , par un
grand nombre d'individus. Tous les symptômes
de la substance ne se montrent pas chez les mêmes
personnes. Ainsi la première personne éprouvera tel
symptôme que la sixième seule aura éprouvé ; tel autre , que la seconde et la cinquième auront éprouvé ;
tel autre symptôme , que toutes auront éprouvé.

Qu'on ne dise pas que les homœopathes en sont ré-
duits à prononcer sur les paroles du maître, en affirmant que les médicamens homœopathiques produisent sur l'homme sain des désordres analogues à ceux
qu'ils sont aptes à guérir sur l'homme malade. Les
disciples de Hahnemann , et des personnes tout-à-fait
étrangères à l'homœopathie , placées dans des lieux
différens , ont répété ses expériences. Hahnemann a
même eu soin de mettre le nom des expérimentateurs
à la suite des symptômes éprouvés.

Au surplus, pour celui qui veut connaître la manière de procéder dans l'essai des médicamens sur les
personnes saines, il ne faut que lire ce qu'en dit
Hahnemann. Il entre dans les plus longs détails; et
on ne peut se défendre d'un sentiment d'admiration
pour la persévérance de cet homme de génie, dans la
recherche des douleurs que peuvent produire les différentes substances médicinales qu'il a essayées.

Arrivons aux doses infinitésimales, qu'on accuse
d'être sans action.

Il est vrai que Hahnemann prescrit ses médicamens
à des doses d'une exiguïté presque incroyable. On
pourrait dire qu'il emploie la poussière de ses métaux
et de ses terres, ou la vapeur de ses sucs végétaux,
comme s'il voulait appeler à lui ce qui est inaccessi-
ble aux sens. Mais, que signifient réellement les mots
grand et petit? Est-ce d'après l'idée qu'on attache à
ces mots qu'il faut juger de la valeur des choses? Un
bloc informe flatte-t-il plus les yeux que la figure
qu'en fait sortir un artiste habile? Un morceau de
fer qu'on avalerait produirait-il un effet plus fort
que quelques grains de limaille? Des masses d'or,
de plomb, de cuivre, ingérées dans l'estomac, tra-
versent le corps vivant, sans lui porter aucune atteinte; tandis que ces métaux divisés, oxidés ou dis-
sous, causent de redoutables accidens. Des flèches
empoisonnées, qui conservent encore leur funeste action au bout de plusieurs siècles, attestent combien

certaines substances peuvent devenir inaccessibles aux sens, et cependant conserver leurs propriétés inhérentes.

Spallanzani prouve qu'il suffit d'un $\frac{1}{2,004,687,510}$ de grain de semence pour féconder un œuf de grenouille.

Est-ce qu'il n'y a que la partie pondérable du médicament qui soit le véhicule de sa vertu? Depuis quand les forces sont-elles pondérables? La nature répond à ces questions par plusieurs de ses phénomènes. Le frottement d'un disque de verre développe une étincelle électrique puissante, néanmoins impondérable. En frottant deux disques de bois l'un contre l'autre on produit une flamme pétillante. Et la puissance de l'aimant! de l'attraction! de la force chimique, ou affinité! Pourquoi ne plaisante-t-on pas sur ces phénomènes?

En combien de millions de portions la force active d'un grain de *musc* doit-elle se diviser pour remplir d'odeur, pendant des mois entiers, toute l'étendue d'une vaste chambre, journellement aérée, c'est-à-dire, pour affecter les nerfs olfactifs de plusieurs milliers de personnes, sans que ni la masse, ni l'énergie de la substance, subissent une appréciable diminution?

Dans quelles balances sera pesée l'impression morale qui en un moment ranime l'homme malade, et paralyse l'homme bien portant?

Dans un livre écrit avec réserve, sage critique et équité, le savant et illustre allopathe M. Kopp, qui, pendant six années, a fait des expériences sur l'homœopathie, reconnaît formellement la découverte, en ce qui concerne l'atténuation presque indéfinie des substances médicamenteuses, et assure y avoir souvent recours avec succès. « Si j'étais appelé, dit-il, » à prononcer comme juré, ma conscience ne me » permettrait pas de m'exprimer autrement. Oui, les » décillionièmes déploient des vertus curatives déter-» minées. »

On ne peut attaquer une pareille déclaration fondée sur l'expérience, qu'à l'aide de faits contraires, également fournis par l'observation. Comment arriver à ce résultat, sinon en répétant et multipliant les essais homœopathiques ?

Les adversaires les plus éclairés de la nouvelle doctrine ont reconnu l'effet des doses infinitésimales. L'ancienne médecine elle-même n'administre-t-elle pas à petites doses ? Je lisais, il y a quelque temps, dans un de ses journaux, qu'un cancer ulcéreux de la lèvre avait été guéri avec un *centième* de grain d'hydrocyanate de potasse, donné tous les quatre jours ; le traitement dura deux mois. Ne donne-t-on pas le muriate d'or par *seizième* de grain, le sublimé par *quarantième, cinquantième* de grain ? ne fractionne-t-on pas l'opium, la belladone, l'aconit, par *vingtième* et *trentième* de grain ?

Le docteur Varicel, de Lyon, *allopathe*, a traité avec grand succès des dysuries douloureuses par une goutte de teinture de *cantharides* dans un pot d'infusion de mauve, en donnant cette préparation par cuillerée à bouche ; une constipation habituelle avec

2/5 de grain d'acétate de plomb ; plusieurs colites avec quelques grains de sel neutre, et presque des atômes d'aloës.

Rien n'est donc arrêté quant à la limite des doses : c'est là une question que le temps seul décidera.

Ajoutons qu'on ne doit pas oublier le mode particulier de préparation des remèdes homœopathiques. On laisserait de côté une découverte importante faite en médecine. Cette découverte consiste en ce que le broiement et la succussion des substances médicamenteuses développent en elles des vertus qu'on ne soupçonnait même pas. Les médicamens subissent probablement une opération électro-chimique.

Il est à observer, d'ailleurs, que l'ancienne médecine administre ses remèdes, ou pour créer un trouble nouveau, diarrhée artificielle, vomissement, etc., etc., ou pour combattre un mal actuel par des agens qu'elle lui juge opposés, la constipation par des purgatifs, etc., etc. Elle a donc un fait tout entier à produire, sans dispositions qui la favorisent dans le premier cas, et malgré des prédispositions adverses dans le second. En homœopathie, au contraire, le remède est donné à un organe souffrant, qui est par conséquent bien plus apte à recevoir l'influence d'un médicament propre à développer sur l'homme sain une souffrance analogue.

A faible dose, le remède ne provoque pas de révolutions tumultueuses dans l'organisme ; et dès lors l'organe malade en reçoit toute l'action ; tandis que de fortes doses amènent trouble, révolte ; et la série des symptômes est arrêtée dans son développement.

Précisons plus explicitement encore les objections de M. Bonnet.

Il a dit : 1° « que les médicamens n'occasionnent » pas chez l'homme en santé des maladies sembla- » bles à celles qu'ils guérissent chez l'homme souf- » frant. »

Les médecins de toutes les époques ont répondu. Qu'on relise la première partie de notre exposition. Hippocrate, Stahl, Frank, Fourcroy, Sainte-Marie, tous les maîtres de M. Bonnet, ont reconnu que le fait pratique pouvait élever le *similia similibus* jusqu'à la hauteur d'un principe, qu'ils ne pouvaient cependant reconnaître sans attaquer celui qu'ils appliquaient eux-mêmes.

Je le demanderai à M. Bonnet : n'a-t-il pas, dans sa pratique, guéri des chancres avec du mercure, des éruptions cutanées avec du soufre, des inflammations de la gorge avec de la belladone, et tant d'autres que je pourrais citer ? Eh bien ! tous ces remèdes excitent sur l'homme sain des affections analogues à celles qu'ils guérissent. Qu'on consulte les nombreux ouvrages de ceux qui ont fait imprimer les essais faits sur eux-mêmes.

Vous dites : « Cependant le kina ne donne pas la fièvre. »

Le docteur Sainte-Marie, étranger à l'homœopathie (préf.), a écrit : « On administre des doses faibles

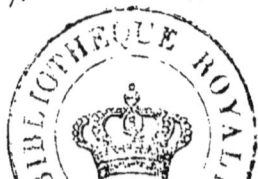

2

» de kina , quelques grains, pour rappeler une fièvre
» intermittente imprudemment supprimée. »

Hahnemann , Walter, Hermann , Truthor , Be-
cher, Clauss, Wislicinus , Wayner , Homburg , etc.,
affirment avoir éprouvé des symptômes fébriles , en
expérimentant le quina sur eux-mêmes.

M. Bretonneau fait observer « qu'à une distance
» plus ou moins éloignée du premier effet de la ki-
» nine , on voit souvent survenir *un état fébrile ,*
» *qu'on aurait tort de confondre avec le retour de la*
» *fièvre intermittente. Cette sorte de fièvre est de bon*
» *augure.* »

M. Bonnet dit encore « que les sangsues et les
» opiacés , si utiles dans les dyssenteries , ne la don-
» nent pas à l'individu qui se porte bien. »

Pour répondre , il nous faut entrer brièvement dans
un autre ordre d'idées.

Les sangsues n'agissent que mécaniquement, en
favorisant la réaction de l'organisme ; l'opium n'a-
git que palliativement. Je m'explique.

Dans les maladies inflammatoires , indépendam-
ment de l'état général ou dynamique , on a affaire à
une eu plusieurs congestions locales. Que fait l'application des sangsues ? Elle diminue mécaniquement la
congestion locale, et la *spontanéité* vitale fait le reste ;
car la saignée , de quelque façon qu'on l'emploie ,
ne fait que faciliter la réaction de l'organisme contre
la maladie. Or, du moment qu'on pourrait démontrer
qu'à l'aide de moyens médicamenteux *spécifiques* il serait possible de déterminer cette réaction , l'inutilité

de la saignée deviendrait évidente, si ce n'est lorsque la congestion est trop violente pour que la réaction s'opère sans déplétion préalable. Eh bien! c'est là le cas de l'homœopathie : elle a un remède *spécifique* pour les cas inflammatoires.

Croit-on que les homœopathes repoussent la saignée? Non : ils l'ordonnent dans certains cas; Hahnemann lui-même la recommande, trop rarement peut-être, voilà tout.

Quant aux opiacés, nous répondrons d'abord que, la médecine employant l'opium, tantôt avec le camphre, tantôt avec la camomille, le tartre stibié, le sulfate de potasse et de zinc, il est impossible de dire quelle est l'action provoquée par pareille association de remèdes.

L'opium pur est un médicament exceptionnel. Son action est très-passagère; il est stupéfiant; il émousse la sensibilité générale. Il n'est aucun remède dont les effets *primitifs* soient plus difficiles à juger, à raison de la célérité avec laquelle ses effets primitifs se développent, et se perdent dans les effets *consécutifs,* ou réaction de l'organisme.

Nous ne contesterons pas à l'opium, antipathiquement donné, une efficacité réelle dans quelques maladies; mais, comme le dit Hahnemann, l'effet curatif n'a lieu que parce que l'effet primitif et palliatif de l'opium trouve ces maladies encore dans l'acte de leur formation, et que l'organisme n'est point encore désaccordé. Comprimé par la puissance sédative de cette substance, l'organisme rentre dans un état d'har-

monie dont il n'était pas complètement sorti. C'est
ce qu'on voit arriver dans une diarrhée, une toux
commençante, etc.

Mais que l'on tente la cure des mêmes affections
amenées par le temps à l'état chronique; on remar-
quera que, non seulement les maladies sont *rebelles*
à l'opium, mais qu'elles deviennent plus graves. Les
maladies chroniques ne sont-elles pas la pierre de
touche de toute bonne action médicamenteuse?

Plus d'un adversaire de l'homœopathie s'est élevé
en ces termes contre la loi de l'analogie : « Autant
» vaudrait soutenir qu'il convient de gorger de spi-
» ritueux celui que des spiritueux ont jeté dans le
» coma ; inoculer le virus syphilitique à celui qui en
» est infecté; plonger au milieu d'effluves maréca-
» geuses le malheureux que dévore une fièvre inter-
» mittente ! » Puis, pour prêter à leur critique l'appui d'un ridicule plus amer encore, ils demandent, le
sourire sur les lèvres, s'il serait convenable de jeter du
feu sur un incendie pour l'éteindre? Singulière tactique
que celle qui consiste à prêter une erreur à ses adversaires, pour se donner le plaisir de la combattre !
Hahnemann n'a-t-il pas distingué entre *l'identité* et
l'analogie ? Le *similia similibus* ne s'applique qu'à
cette dernière.

M. Bonnet dit : 2° que l'homœopathie a été expé-
rimentée devant des hommes graves et *dégagés de préventions*; témoins les expériences qui furent faites, il
y a quelques années, à l'Hôtel-Dieu de Lyon, — à

l'hôpital Saint-André , — à Paris par le professeur
Andral.

Nous sommes étonnés de cette assertion, quand les
homœopathes qui ont été appelés à expérimenter ont
protesté, parce qu'on voulait les forcer à combiner,
par l'accouplement le plus monstrueux et le plus bizarre , l'ancienne méthode avec la nouvelle. Nous demandons tous que la doctrine homœopathique reçoi-
ve la sanction d'une expérience faite en grand ; mais
pour cela il faut que les expérimentateurs posent eux-
mêmes les conditions de l'expérience , et que ceux qui
en veulent suivre les progrès acceptent ces conditions
sans aucune restriction. Jamais encore les homœopa-
thistes ne se sont trouvés dans une semblable situa-
tion.

Quant à M. Andral, nous dirons que les expériences
qu'il a faites sont nulles. C'est en janvier 1834 qu'elles ont été faites. Or, à cette époque la matière médicale de Hahnemann n'était pas imprimée. Nous ajouterons que les remèdes qu'il donna n'étaient point ceux
qu'il eût choisis s'il eût étudié plus sérieusement ,
ou mieux s'il eût *pu* connaître les remèdes indiqués.

Depuis ses expériences , M. Andral a écrit (*Bull.
Méd.*) : « Sans préjuger ici la question soulevée dans
» ces derniers temps sur la propriété qu'auraient les
» agens curatifs de déterminer dans l'organisme les
» maladies qu'en allopathie on se propose de combat-
» tre par eux, nous croyons que c'est là une vue
» qu'appuient quelques faits incontestables, et qui , à

» cause des conséquences qui peuvent en résulter,
» mérite au moins l'attention des observateurs. A
» supposer, ce qui est très-probable, que Hahne-
» mann soit tombé à cet égard dans l'exagération si
» facile aux théoriciens, parmi les faits nombreux
» qu'il cite à l'appui de ses opinions, il est certain
» qu'il en est quelques-uns qui sont en parfaite
» harmonie avec sa pensée. Que l'on répète ces expé-
» riences : il est vraisemblable que l'on verra surgir
» quelques autres faits aussi authentiques. Qu'un
» esprit vigoureux médite ces faits : qui sait les
» conséquences qui en pourraient jaillir ? »

Voilà un conseil donné par un médecin de l'ancienne école : qu'on le mette en pratique !

M. Bonnet dit enfin que la division n'accroît pas la
vertu des remèdes. Nous avons suffisamment répondu
à cet égard. Quant au vin et à l'alcool, n'étant nul-
lement regardés comme médicamens, ils sont entiè-
rement étrangers à la question, comme le pain, la
viande, etc., etc.

Nous croyons à la doctrine de Hahnemann. Nous
y croyons, comme y croient les hommes les plus célèbres de l'Allemagne, de la Hongrie, de la Prusse,
de la Russie (1), comme y croient les malades qui lui
doivent leur guérison. Nous demandons à l'ancienne

(1) A Saint-Pétersbourg, les docteurs Hermann et Zimmermann ont
été chargés par le gouvernement de la direction de l'hôpital, où les malades ont été traités homœopathiquement avec plein succès.

médecine de l'expérimenter ; que les expériences soient aussi publiques que possible , mais qu'elles soient loyalement faites. Ce n'est pas seulement une théorie que vous offre l'homœopathie ; c'est un fait. *A la théorie il y a toujours une objection à faire ; mais un fait, comment le nier ?* Eh bien ! ce ne sont que les faits qui ont donné lieu à la théorie homœopathique. Ce n'est pas *à priori* que Hahnemann a découvert le principe *similia similibus* : c'est dans l'expérience des siècles qu'il en a pris des exemples ; c'est dans les essais qu'il a faits sur lui-même qu'il l'a vue confirmée. Ce n'est pas tout d'abord qu'il est arrivé à donner de faibles doses : c'est l'expérience qui lui en a fait sentir le besoin ; et s'en prendre uniquement aux petites doses pour repousser sa doctrine, c'est s'en prendre à l'expérience elle-même , et le punir d'une découverte de plus. — L'homœopathie demande la défiance ; elle la provoque : elle exige seulement que l'on suspende son jugement jusqu'à ce qu'on l'ait étudiée et appliquée. C'est sur le terrain de l'expérience qu'elle demande à être placée. La théorie pour elle n'est que secondaire.

Je prie les médecins de ne point oublier que Hahnemann était un de leurs confrères, homme estimé de l'Europe entière, comme chimiste, pharmacien et médecin ; que la chimie lui doit de précieuses découvertes, entre autres le mercure soluble de Hahnemann , etc. ; et que cet homme célèbre n'a eu qu'un tort, celui d'avoir franchi d'un seul bond du génie, d'avoir rempli d'une seule vie d'homme , l'espace qu'à notre allure ordinaire nous n'eussions peut-être parcouru que dans plusieurs siècles. Une seule chose nous étonne : c'est d'avoir vu passer à côté de l'homœopathie tant de médecins distingués , sans qu'ils l'aient reconnue. Espérons qu'elle finira par inspirer au public un véritable intérêt , et que les médecins , emportés par le flot de la vérité , lui rendront enfin hommage.

DEUXIÈME ARTICLE.

————

Qui discute a raison , et qui dispute a tort.

M. Bonnet vient de nous répondre. Nous eussions
désiré que la discussion prît de plus larges propor-
tions , et que matière s'ouvrît à des développemens
où adversaires eux-mêmes eussent à apprendre; mais
il s'est maintenu dans ses objections premières. Nous
allons le suivre encore pas à pas ; nous compléterons
ainsi nos premières observations. Nous savons que le
public qui nous lit n'est pas médecin ; nous cherche-
rons dès lors à éloigner les termes scientifiques. Le
public est plus intéressé dans cette discussion que les
médecins ne sembleraient le croire ; il est appelé à
juger de quel côté est la faiblesse de l'argumentation.
L'homœopathie appelle la lutte , qu'elle ne désertera
pas ; plus elle sera vive, plus tôt arrivera son triomphe.

C'est la profonde conviction où nous sommes que
la vérité, la science et l'humanité ont tout à gagner
dans l'étude de la question homœopathique, qui nous
a mis la plume à la main. L'homœopathie est la fille
légitime de l'expérience ; elle appelle à son secours ,
à son développement, toutes les connaissances , toutes les lumières , tous les travaux. C'est la justifica-

tion de notre désir de la voir comprise par tout le monde.

M. Bonnet nous dit « qu'il veut en finir avec l'homœopathie et ses partisans ».

La tâche est laborieuse : l'homœopathie est jeune, vigoureuse ; elle a pour elle le passé et l'avenir. Le passé, car c'est dans les faits pratiques des médecins les plus célèbres de tous les siècles qu'elle a puisé son principe. En effet, nous l'avons prouvé, les plus grands praticiens ont entrevu l'homœopathie ; ils ont reconnu eux-mêmes des guérisons opérées par le *similia similibus.* Cet aveu de leur part est d'autant plus précieux qu'ils n'ont fait que céder à la puissance des faits, à la puissance de l'observation. L'avenir lui appartient ; les médecins le sauront bientôt. Suivant ce qui est rapporté dans un voyage récent, l'homœopathie est en pleine pratique en Russie, en Angleterre, aux États-Unis, de Berlin à Francfort, à Brunswick, à Vienne, à Dresde, etc. Le docteur Wolf avouait à Vienne « qu'il n'y avait plus, lui compris, que trois » ou quatre médecins allopathes qui eussent une clien- » telle passable ». L'homœopathie compte déjà bon nombre de professeurs dans les universités étrangè- res. Il y a des chaires homœopathiques à Gœttingue, Heidelberg, Munich, etc.; des hôpitaux du gouverne- ment à Leipsick, en Hongrie, à Vienne, à Berlin, en Russie, en Sicile, etc., etc. Nous ajouterons qu'elle s'infiltre dans le corps médical en France ; deux pro- fesseurs distingués de l'école de Montpellier viennent de lever l'étendard ; d'autres étudient.

Est-ce là, nous le demandons à M. Bonnet, une doctrine qui se meurt, et avec laquelle il veut en finir ?

Mais apprenons à nos adversaires comment souvent la vérité les frappe. Le professeur de pharmacologie Zlatarowich raconte ainsi sa conversion doctrinale à l'homœopathie :

« Je traitais du mercure et des effets physiologi-
» ques de cette substance, lorsque tout-à-coup je
» m'aperçois que je fais la description à peu près
» exacte de la maladie v....... Cette idée me traverse
» l'esprit comme un éclair, me frappe et m'interdit
» au point que je suis forcé de plier mes notes et de
» terminer brusquement la leçon, à la grande stupé-
» faction de mon auditoire. Rentré chez moi, je fais
» renvoyer tout visiteur, pour ne pas être distrait ;
» et, dans un état de vive agitation, je me mets à ré-
» fléchir à la découverte importante que je venais de
» faire. Je ne connaissais l'homœopathie qu'impar-
» faitement ; et j'avais contre elle les préventions
» communément partagées par ses adversaires. Ce-
» pendant son principe des semblables me vint natu-
» rellement à l'esprit, et je cherchai avidement dans
» cette doctrine l'explication et la vérification géné-
» rale de la particularité qui m'avait si vivement frap-
» pé dans les effets du mercure. Je vérifiai, pour tou-
» tes les substances médicamenteuses, la réalité de
» cette merveilleuse loi des semblables, loi thérapeu-
» tique générale, et fondement de l'art de guérir.
» J'ai adopté depuis lors, sans restriction, l'homœo-

» pathie. » Ce médecin cite ensuite les nombreuses cures qu'il a obtenues.

Combien sont rares les gens qu'un rayon de vérité scientifique frappe si vivement, et qui ne se reposent pas avant d'avoir adopté dans son ensemble la doctrine que cette lumière leur révèle !

« Le *similia similibus* est faux de tous points, » dit M. Bonnet.

Malgré un si formel arrêt, on nous permettra de ne point passer condamnation. Nous croyons aux expériences d'Hippocrate, de Stahl, de Frank, de Sydenham, etc., de Hahnemann. Nous croyons à notre propre raison, qui nous explique très-bien que l'homme n'a pas été créé pour vivre en lutte avec le monde extérieur, mais bien en harmonie avec lui ; que dans la vie humaine il y a une double action, l'action du médicament sur l'homme, et la réaction de l'organisme ; et que Stahl a parfaitement compris l'action du *similia similibus*, quand il a dit que l'action de la glace sur un membre gelé agissait homœopathiquement. Suivant le principe de l'ancienne école (*contraria contrariis*), il faudrait plonger le membre dans de l'eau chaude. Qu'un malheureux affligé d'une congélation partielle consulte M. Bonnet : nous répondons qu'il n'appliquera pas le principe de la doctrine qu'il défend ; mais il croira à l'avis de Stahl, et agira homœopathiquement.

Nous ne croyons pas que le *similia similibus*, le vo-

mitus vomitu curatur, le *per similia adhibita ex morbo
sanatur* d'Hippocrate, aient été *sérieusement* attaqués,
et surtout qu'on ait donné des raisons valables qui
justifient l'attaque. Qu'on ait dit que le principe posé
par le père de la médecine ne s'accordait pas avec les
théories régnantes, nous ne le contesterons pas, car
tout a été soutenu en médecine, chaos et anarchie de
toutes les opinions. Mais nous dirons et répéterons que ceux-là qui n'approuvaient pas le *similia similibus* se donnaient un démenti dans la pratique, en
guérissant par ce même principe qu'ils contestaient.
Ils guérissaient homœopathiquement ; et les modernes
guérissent encore, sans le savoir, en agissant par le
similia similibus.

Il y aurait un travail curieux à faire sur toutes les
substances réputées pour guérir certaines maladies,
indiquées chaque jour dans les journaux de l'allopathie, qui ne guérissent, en effet, que par la loi des
semblables. On emprunte à Hahnemann plusieurs de
ses remèdes ; et il n'est pas rare de voir certaines expériences indiquées comme nouvelles, qui ne sont que
la reproduction, même quelquefois textuelle, de ses
immortels travaux. Ne pourrait-on pas appeler cela
se rendre à l'ennemi avec les honneurs de la guerre ?

Il nous souvient qu'une *thèse homœopathique*, sou-
tenue en France devant une faculté de médecine,
avait établi le principe *similia*. Aucun des examina-
teurs ne s'inscrivit contre le principe homœopathique.
Loin de-là, quelques-uns le fortifièrent, et l'appuyèrent
de faits appartenant à leur pratique.

M. le professeur Trousseau , dans un article de thérapeutique sur *nux v.*, dit lui-même que certains médicamens ne guérissent que par leurs propriétés homœopathiques.

Le *Journal des Connaissances médico chirurgicales* dit que des condylomes ont été guéris par le *thuya.* Ici on avoue que la découverte des propriétés thérapeutiques de cet arbuste est due à Hahnemann. Comment ce médicament guérit-il? Par la loi homœopathique. Comment Hahnemann l'a-t-il découvert? Par l'effet de cette substance sur l'homme sain.

On lit dans le *Formulaire Magistral*, 1845, par M. Bouchardat, à l'article *Médecine substitutive ou homœopathiqne :*

« La médication substitutive , dont on commence » maintenant à reconnaître l'importance , est appelée » à dominer la thérapeutique des affeetions chroni-» ques. Je suis loin de vouloir défendre , d'une ma-» nière absolue , le principe sur lequel elle s'ap-» puie , etc. »

Plus d'une réflexion se placerait sous notre plume !

« Hahnemann , dit-on , ne prouve nulle part dans » ses ouvrages que les médicamens qui occasionnent » des symptômes semblables à ceux d'une maladie sont » les plus propres à la guérir. »

Mais il n'y a pas *une seule page* où Hahnemann ne le prouve, en puisant ses preuves dans la vieille école, dans ses propres expériences , et dans celles de ses nombreux adeptes. Que M. Bonnet nous permette de lui demander s'il a lu les œuvres de Hahnemann ?

Nous lui faisons cette demande sans arrière-pensée ; car nous croirons à son affirmation.

« J'attends, dit-il, qu'on me nomme les personnes » qui, placées dans des lieux différens, ont répété » les expériences sur ce point. »

Plus de quatre cents personnes pourraient être nommées ; nous citerons les docteurs Dufresne, Hering, Triucks, Guertler, Brands, Rückers, etc., habitant, les uns l'Amérique, les autres Genève, Berlin, Dresde, etc., etc. Nous-même qui écrivons, nous avons eu les mêmes doutes que M. Bonnet ; nous avons essayé beaucoup de remèdes, dont nous avons subi l'action pendant plusieurs années. Nous pouvons affirmer que nous avons éprouvé un grand nombre des symptômes que Hahnemann a déclaré appartenir à certaines substances.

« Stahl, Frank, Sydenham, dit-on, s'ils reve- » naient en ce monde, seraient fort étonnés d'avoir » été les précurseurs de l'homœopathie. »

Ils en seraient moins étonnés que de ce fait, qu'en deux minutes le télégraphe électrique fait causer deux hommes à deux cents lieues de distance. Chaque âge porte sa pierre à l'édifice de la science. Stahl, Frank, Sydenham, ont éclairé la médecine dans certaines sphères. Leur étonnement serait de voir les médecins intervenir comme un obstacle aux vérités qu'ils avaient seulement entrevues, et que Hahnemann a érigées en corps de doctrine.

« Il n'y a que les faits, dit-on, pour trancher la » difficulté. Qu'on reprenne en sous-œuvre les expé-

» riences de Hahnemann, relatives à l'action des mé-
» dicamens sur l'homme sain. »

Oh ! ici nous sommes de l'avis de M. Bonnet. Il
est peu d'homœopathes qui n'aient mis en pratique ce
conseil. Je citerai un des faits dont j'ai été témoin.
Pendant mon séjour auprès de Hahnemann, le docteur Rummel et deux autres médecins, incrédules
comme M. Bonnet, vinrent le trouver. « Essayez sur
vous-mêmes, » leur dit-il; et ils se soumirent aux expériences. Peu de jours s'écoulèrent, et ils furent
convaincus. Ce même M. Rummel, célèbre allopathe
autrefois, exerce depuis ce temps l'homœopathie avec
plein succès. Nous ajouterons que nous avons vu
plus de cinquante médecins allopathes convertis pendant les sept mois que nous sommes restés auprès de
Hahnemann à Cœthen.

Il y avait parmi eux des vieillards, qui venaient
désavouer la vieille école, pour consacrer le reste de
leur vie à la pratique hahnemanienne. Nommerai-je
aussi M. Hartlaub, qui, pendant quatre années, avait
combattu l'homœopathie, et qui nous disait que c'était
en étudiant *pour la combattre*, qu'il en avait compris la
vérité?

Nous avons répondu à l'objection des sangsues, de
l'opium, du kina. Nous ne pourrions que nous répéter. Quant à la douce-amère, la pomme épineuse, le
drosera, le sublimé, nous dirons que, quand les médecins allopathes guérissent avec ces substances, ce
n'est qu'en agissant, sans le savoir, homœopathiquement. Nous saisirons l'occasion d'ajouter que quel-

ques-uns de ces remèdes , qui ont été expérimentés
sur l'homme sain , ne sont pas dans la matière médicale de Hahnemann , et qu'il ne les a pas personnel-
lement expérimentés. On ne pourra donc pas dire que
c'est sur la parole du maître que nous prononçons.

Si M. Bonnet nous prouve , par des expériences
faites sur lui-même , et sur plusieurs autres personnes , que les médicamens ne produisent pas les symptômes que Hahnemann et ses disciples affirment avoir
été éprouvés par les personnes qui se sont soumises à
l'expérience , nous serons les premiers à dire que la
base fondamentale de l'homœopathie est renversée.
Mais aussi , si les symptômes éprouvés sont bien ceux
que Hahnemann a indiqués , M. Bonnet et nos adversaires doivent reconnaître l'homœopathie , et la prati-
quer. Si le *gant* est relevé , nous le disons bien haut,
M. Bonnet sera homœopathe avant long-temps.

Rappelons une petite histoire , qui fera ressortir
la loi des semblables.

Millevoye habitait la campagne. Chaque jour une
femme vêtue de blanc passait comme une ombre , s'en-
fonçant dans la forêt. Millevoye s'informa du motif
de cette course rapide à heure fixe. On lui dit que cette
femme était une mère qui avait perdu son fils bien
aimé , et qu'elle allait s'agenouiller sur son tombeau ;
que depuis son malheur elle était folle. Millevoye la
fait suivre , et fait déposer sur le tombeau une pièce de
vers. L'enfant bien-aimé s'adressait à sa mère , dans
ce langage déchirant que le poète savait si bien sentir.
La malheureuse mère revient sur le tombeau ; elle sai-

sit le papier, le lit , pousse un cri et pleure. Ce cri ,
ces pleurs, lui rendirent la raison.

La vérité a son application au moral comme au
physique. A un malheureux ne parlez pas de bon-
heur, de distractions , qui semblent amortir momen-
tanément la douleur , pour la faire revivre plus ar-
dente, plus cuisante. Agissez par la loi des semblables.

« M. ***, dit-on , qui fit de l'homœopathie à l'hô-
» pital Saint-André , eut toute sa liberté d'action.
» Ce ne fut que lorsque les fâcheux résultats de sa
» méthode ne purent plus être contestés, qu'on prit le
» parti de traiter, à son insu , les maladies par l'al-
» lopathie. »

Non , M. *** n'eut pas toute sa liberté d'action.
Sans attendre les résultats de sa pratique , on trai-
tait, à son insu , les malades allopathiquement.
Était-ce agir loyalement que de prescrire , à l'insu
du médecin , une médication opposée à celle qu'il
ordonnait, comme M. Bonnet l'avoue lui-même?

Qui, au surplus, a constaté les fâcheux résultats de
sa méthode?

Que M. Bonnet nous explique comment la médication de M. *** a pu avoir de si fâcheux résultats ,
alors qu'il nous dit que les médicamens sont sans
aucune action.

« M. Gueyrard , dit-on , ne fut pas plus gêné que
M. *** à Bordeaux. »

Il en a été à Lyon comme à Bordeaux , où , encore

une fois, par un accouplement monstrueux, on a voulu associer homœopathie et allopathie.

Quant à M. Andral, on nous dit « que, lorsque ce » médecin fit ses expériences, l'homœopathie était » aussi bien cultivée que défendue. »

Nous répétons qu'alors la matière médicale n'était pas imprimée. Or, sans matière médicale, nous ne comprendrions pas qu'on pût faire de l'homœopathie. Cela est si vrai, que tous les médecins homœopathes furent forcés, ou d'apprendre l'allemand, ou d'avoir un traducteur, comme M. ***, à Bordeaux. Depuis ce temps, grâce au ciel, tout a été traduit ; et le nombre des médecins homœopathes s'est plus que quadruplé.

Disons encore que les remèdes employés par M. Andral l'étaient fort mal. Quelque habile qu'on soit, le savoir ne s'improvise pas. Nous eussions été bien étonnés que M. Andral eût alors réussi.

« Des globules, nous dit-on, ont été donnés aux » uns, *de la mie de pain* aux autres. »

Que veut prouver M. Bonnet ? que les doses homœopathiques sont sans action ? Nous répéterons que les expériences ont été nulles, parce que les remèdes ont été mal appliqués.

Rappelons à notre tour une autre expérience :

Dans un hôpital de Paris, un médecin *allopathe* établit deux salles de cinquante malades chacune. Dans l'une, les malades furent traités avec de *la mie de pain ;* dans l'autre, ils furent traités *allopathiquement.* Le nombre des morts fut égal dans les deux salles : il y eut autant de malades guéris avec la mie de pain, *moins* le dégoût, la douleur, qu'avec le traitement allopathique, *plus le dégoût, la douleur*. Quelle serait la conclusion à tirer de cette expérience, confirmée d'ailleurs par la statistique des décès dans les pays où il n'y a pas de médecins? sinon que mieux vaudrait abandonner une maladie aux seuls efforts de la nature, ou, comme le dit Hippocrate, *au travail de la coction en attendant la crise*, que de se soumettre à la médication allopathique. Voilà pourtant où nous conduit M. Bonnet, qui confirme encore cette parole de Bordeu : « Je suis *fatigué de deviner depuis trente années; j'expecte et m'en fie à la* BONNE NATURE *du soin de rétablir la santé compromise.* »

On dit que « Hahnemann est venu à Paris pour » voir ses cures et ses lauriers s'évanouir ».

S'il fallait ici donner la litanie des personnes guéries à Paris par Hahnemann, elle serait longue; et à ce sujet nous dirons que nous avons trouvé chez ce vieillard des malades à lui envoyés par les célébrités de l'ancienne école. Qui ne sait que dès cinq et six heures du matin il fallait attendre chez lui? Nous-mêmes avons été témoins de la patience de la douleur qui espérait à sa porte.

« Les paroles citées de M. Andral, dit-on, sont » trop vagues, trop peu explicites, pour qu'elles aient » de l'autorité. »

Nous sommes étonnés de cette réponse. Bornons-nous à relire la dernière phrase de ce professeur, écrivant après les expériences sus-rappelées : « Qu'un » esprit vigoureux médite les faits cités par Hahne-

» mann ! Qui sait les résulats qui en peuvent jaillir ? »

Ou ces paroles sont graves , sérieuses , prépondé-
dérantes, ou nous ne comprenons plus le français.
Quoi ! nous acceptons les paroles de nos adversaires ; et nos adversaires nous diront qu'elles sont vagues , peu explicites ! Dites donc , adversaires de l'homœopathie , que la vérité échappée à vos célébrités
vous gêne , en vous imposant un devoir , celui d'é-
tudier la doctrine homœopathique. Il vous sera plus
facile de plaisanter sur elle que de l'attaquer sérieusement : il est si aisé de rire pour couvrir le vide de
l'objection !

Arrivons aux infiniment petits.

Répétons d'abord que , quant à la limite de la dose,
il n'y a rien de fixe , pas plus en homœopathie qu'en
allopathie.

Il est de fait qu'en homœopathie les petites doses
ont une action ; que par la trituration , la succussion ,
certaines substances développent une vertu réelle , po-
sitive , appréciable par les sens dans son action sur
l'organisme. Le fait est assez curieux , assez fécond ,
assez facile à vérifier. On nous demande de le prouver.
Mais, grand Dieu ! comment prouver le soleil à celui
qui nie le soleil ? Tous les raisonnemens du monde
sont impuissans à prouver la réalité d'un fait. Tout
ce que nous pouvons faire , c'est de répéter à nos adversaires : Essayez et jugez.

Mais , nous dit-on , le vin , l'alcool , n'enivrent pas,

étendus d'eau. Que signifie cette objection ? De ce que deux substances (et il y en a bien d'autres) n'acquerront pas plus énergique action par la préparation homeopathique, on voudra conclure que les autres substances n'en acquerront pas non plus ? C'est à la nature que nous renverrons l'objection ; à elle seule à dire le pourquoi. L'homœopathie constate un fait ; rien de plus.

M. Bonnet se complaît à poser une longue ligne de zéros, qu'il appelle un dix milleoctillionième. Hahnemann n'a parlé que du décillionième , qui répond au terme des dilutions les plus élevées de *certains* médicaments seulement ; car il en est qu'il donne même à l'état de nature. A-t-on voulu dire qu'il est impossible de mêler les infiniment petits à une masse de liquide ? Nous répondrons que , pour opérer tous les mélanges successifs et arriver au décillionième d'un médicament , il ne faut QU'UNE ONCE ET DEMIE environ de liquide.

Mais il va plus loin : il nous dit que la division de la matière a une limite.

Une limite ! oh ! qui a jamais fixé la limite de la matière ? Nous n'abuserons pas d'une distraction. M. Bonnet n'ignore pas sans doute que les corps sont divisibles à l'infini.

Deux chimistes de haute réputation , M. Morh et Alph. Duvergie, cherchant à connaître à quel point la divisibilité de l'arsenic pouvait arriver , tout en restant sensible à nos sens, le premier est arrivé à la *sept cent millième partie d'un grain* , le second à la

millionième ; et ils retrouvèrent encore des taches ar-
sénicales légères , fugaces , pondérables.

Ailleurs nous copions :

« Le simple raisonnement nous dit déjà qu'à quelque degré qu'on atténue un corps , jamais on ne par-
vient à l'anéantir ; mais il était curieux de savoir si,
comme le pense M. Hahnemann lui-même , la chimie
perd absolument les traces des substances dans les
préparations homœopathiques ; et si , parmi celles du
moins qui appartiennent au régime minéral , il ne
s'en trouve pas quelques-unes dont les réactifs puissent
encore révéler la présence. Pour résoudre ce problème
intéressant, MM. Petroz et Guibourg ont autorisé la
publication suivante : « En mettant dans un verre de
» montre une goutte de sublimé corrosif, à la quin-
» zième dilution (c'est-à-dire la QUINTILLIO-
» NIÈME partie d'un grain), et y ajoutant une
» fort petite quantité d'hydro-sulfate de soude , il
» reste une légère couche opaque , qui , interposée
» entre l'œil et un papier , présente une teinture noi-
» râtre manifeste , surtout sur la limite du liquide
» évaporé. Si l'on répète l'expérience avec de l'hydro-
» sulfate de soude et de l'alcool pur , on obtient
» de même une couche opaque avec un reflet grisâ-
» tre ou noirâtre , qu'il faut attribuer au degré d'at-
» ténuation du soufre précipité ; mais il est certain
» que cet effet est moins marqué que lorsqu'on em-
» ploie la solution de sublimé corrosif; de sorte qu'on
» doit conclure que la teinte noirâtre observée avec

» celui-ci est, en partie, due à la présence du composé
» mercuriel. »

L'homœopathie écoute. Que lui importe qu'on re-
trouve la matière ?

Nous aimons bien mieux notre adversaire nous
disant que l'action des doses homœopathiques est contraire à la raison , au bon sens.

Si l'on doit rejeter tout ce qu'on ne comprend pas ,
déclarer contraire à la raison tout ce qui échappe à
nos investigations , nous demanderons ce qu'on ne
rejettera pas ? Quels sont les effets dont nous connaissons la cause première? Comprend-on la vie? Comprend-
on les effets délétères des marais ? Qu'on nous montre
les agens producteurs de toutes les épidémies, surtout
celui de ce fléau qui menace encore de désoler l'Euro-
de ! Qu'on décrive ses caractères naturels , ses propriétés physiques et chimiques ! Qu'on prouve qu'il
n'est pas un infiniment petit et insaisissable ! Qu'on se
joue des expériences des chimistes qui ont publié qu'il
n'existait dans l'atmosphère de Paris, au fort de l'épi-
démie cholérique, RIEN d'étranger à la composition de
l'air pur ! Mais non ; mieux sera de comparer cet *agent
imperceptible* aux doses homœopathiques , et de le déclarer une niaiserie, qui répugne au bon sens, n'ayant
d'action que sur *des adorateurs qui vont souvent plus
loin que le dieu.*

Avant la découverte du microscope , n'eût-on pas
déclaré contraire à la raison l'existence des atômes in-
visibles qui remplissent l'air , les eaux , la nature entière? Eût-on soupçonné ces myriades d'animaux éga-

lement imperceptibles, qui ont cependant tous les organes nécessaires à leurs fonctions vitales ? Qui eût
écouté Réaumur, affirmant qu'un fil d'araignée est
composé de *soixante mille* autres fils ?

Encore une fois, l'action des doses homœopathiques est un fait affirmé par *six mille médecins* de tous
les pays, qui froidement ne mettent point en jeu sur
un globule leur réputation, leur conscience, qui ont
la prétention de n'être pas dépourvus de sens com-
mun, et d'avoir autant de bonne foi que tel allopathe
qu'on pourrait citer. Nous ne sommes pas plus cré-
dules que nos adversaires ; leurs doutes, leurs répu-
gnances, ont été les nôtres. Nous nous sommes rendus
à l'évidence. Vous-même, monsieur, à chaque heure
du jour vous pouvez vous assurer qu'un remède homœopathique n'est pas sans effet.

Laissons parler un professeur de Montpellier, M. d'A-
mador. Sa réputation comme praticien, ses antécé-
dens scientifiques, la vive sympathie de ses nombreux
élèves, donnent à son écrit une valeur de plus. Ce
beau travail a été lu, ces temps derniers, au congrès
scientifique de Nîmes.

« L'action *des agens imperceptibles sur le corps vi-*
» *vant* est niée par quelques médecins, négligée par
» presque tous : elle est cependant d'une importance
» majeure dans la théorie et la pratique de la méde-
» cine. Sa connaissance ne saurait être omise que par
» l'ignorance ou l'incurie... Les principes posés, les
» conséquences seront ce qu'elles pourront être. Tant
» pis pour nos pratiques, si elles ne leur sont pas

» congénères. Cela prouvera, ou que nos pratiques ne
» sont pas les filles légitimes de nos théories, ou que
» nos théories n'ont pas encore enfanté toutes les
» conséquences pratiques qu'elles renferment. »

Après avoir examiné si les faits de la pathologie ,
de la toxicologie , de l'hygiène et de la physiologie ,
ne dénotent pas la présence des *agens imperceptibles* ;
après en avoir prouvé la présence ; après avoir cité
l'expérience de M. Lafargue (il n'est pas homœopathe) ,
qui a *prouvé* à l'Académie qu'avec un DEUX MILLIÈME
de médicament il avait eu un résultat égal à celui ob-
tenu avec la même substance pure ; après avoir ex-
posé l'expérience de M. Soubeiran , chef de la phar-
macie centrale de Paris , qui a établi qu'une substance , *en raison de la modification essentielle et in-*
connue qu'elle a subie, jouit de propriétés bien plus actives
à des doses BIEN MOINS ÉLEVÉES , le savant professeur
continue :

« Or, tout ceci a été fait , discuté et publié , par
» cette même académie, qui, ayant repoussé tout d'a-
» bord l'action thérapeutique de tout agent impercep-
» tible , se trouve amenée , par ses propres travaux,
» à admettre ce qu'elle avait rejeté , et à professer
» hautement qu'un médicament peut gagner en effi-
» cacité, tout en diminuant son volume. Mais on
» dira : Le bon sens y répugne... Si le bon sens s'in-
» surge contre l'action des agens imperceptibles, au-
» tant vaudrait dire qu'il s'insurge contre l'expé-
» rience. Or , le bon sens et l'expérience ne sont et
» ne peuvent pas être contradictoires. Donc, si le bon

» sens refuse à croire à l'action des agens impercepti-
» bles , le bon sens a besoin d'être refait ; et il le
» sera par l'expérience. La science, qui n'est que l'ex-
» périence réfléchie , a refait ainsi le bon sens à plu-
» sieurs reprises. La vertu de la vaccine a répugné
» au bon sens , au début de la découverte ; mais
» l'expérience est aujourd'hui si complète , qu'on
» refuserait le bon sens à celui qui oserait la mettre
» en doute. »

Nous engageons nos adversaires à lire ce travail
consciencieux.

Nous avons répondu à toutes les objections de
M. Bonnet, excepté à celle de la psore , qui deman-
derait trop de développemens , qui d'ailleurs n'est
qu'incidente , et sans influence sur NOTRE DÉBAT.

———

Si l'homœopathie n'est qu'une chimère , si ses
agens sont les plus nuls de tous ceux qui aient jamais
été mis en œuvre , comment concevoir l'existence
de cette doctrine , sa propagation par de vieux praticiens de la vieille école , les longs et doctes travaux
qui la continuent et la corroborent ?

Mais si l'homœopathie mérite créance, si elle est un
fait qui se porte en défi au monde entier , pourquoi
cette résistance de la part de la vieille école ? Pourquoi ? Parce que toute vérité en ce monde doit subir
son épreuve ; parce que l'homœopathie a à lutter
contre l'éducation médicale , contre des positions fai-

tes, contre de nouvelles et sérieuses études à faire, contre les sarcasmes de la routine, contre les anathèmes de l'habitude, contre la tyrannie des préjugés; parce que, en un mot, elle jette un pont entre deux mondes.

C'est à doses homœopatiques que la vérité entre à l'Académie de médecine, témoins la circulation du sang, la vaccine, l'emploi du quina. Il suffira de rappeler qu'il y eut un *tolle* général quand ces découvertes furent faites. La vaccine, le quina étaient encore à l'index en France de par l'Académie, malgré les heureux succès qui en étaient obtenus en Angleterre et en Allemagne depuis longues années. La génération qui nous suit reprochera à l'époque présente ce que nous reprochons à nos devanciers, et l'homœopathie sera vengée.

TROISIÈME ARTICLE.

Tu te fâches, Jupiter; donc tu as tort.

A l'erreur convient la violence du langage, le ton peu mesuré; à la vérité la politesse, la modération.

Nous nous garderons de renvoyer à notre adversaire les mots de *longue et obscure trilogie*, de *sortant de même officine*, d'*élucubrations*, d'*ejusdem farinæ*, d'*oripeaux*, de *saugrenues*, de *tour de passe-passe*, de *joueur de gobelets*, etc. La vraie science ne méconnaît pas ainsi le devoir des convenances.

Nous voudrions cependant répondre au dernier article de M. Bonnet; mais comment faire? son premier, son second, son troisième article, ne sont qu'une même répétition : mêmes pensées, mêmes phrases, mêmes mots. Il nous faudrait, à notre tour, répéter, mot à mot, ce que nous avons écrit. Nous croyons avoir mieux à faire que de perdre notre temps à des redites éternelles.

Faisons preuve de bonne volonté.

Tout son article peut être résumé par les quatre négations suivantes :

1° Aucun de vos raisonnemens ne m'a convaincu ;

2° Je regarde comme allégations sans valeur tout ce que vous avez cité des écrits tant allopathes qu'homœopathes, depuis Hippocrate jusqu'à ce moment ;

3° Je ne crois à aucune des expériences que vous avez énumérées, comme faites par les nombreuses personnes que vous avez nommées ;

4° Je ne croirai que quand j'aurai vu de mes propres yeux ; et je vous défie de me faire voir.

Nous répondrons,

A la première négation de M. Bonnet :

Que, s'il n'est pas convaincu, la faute n'en est point à nos raisonnemens, mais à celui qui, dans l'impuissance de les réfuter, s'écrie pour tout argument : Cela *ne prouve rien*. Nous ne connaissons pas le secret de vaincre une aussi formidable objection.

A la seconde négation :

Que chacun peut marcher dans sa liberté pour croire ou ne pas croire ; mais que la croyance d'un homme pèse peu en face de la croyance opposée d'un grand nombre de savans médecins, de l'ancienne et de la nouvelle école.

A la troisième :

Qu'un fait affirmé *de visu* par autrui ne peut être nié que lorsque *de visu* on s'est assuré qu'il n'a pas eu lieu. Autrement le démenti retombe sur celui qui le donne.

La quatrième négation se divise en deux parties :

1° M. Bonnet voudrait que des personnes complaisantes lui prouvassent, par des expériences faites sur elles-mêmes, que les semblables guérissent par les semblables. Quoi ! M. Bonnet se refuse à croire aux expériences faites sur les médicamens par ceux qui les ont essayés sur eux-mêmes; et il n'aurait pas à leur opposer ses essais personnels ! Quand on ne s'est imposé une œuvre de dévouement (1) qu'en faveur de la science et de l'humanité souffrante, on est en droit de demander cette même œuvre de dévouement à celui qui a le triste courage de la nier.

Mais supposons que quelqu'un cédât au désir de M. Bonnet. Un autre médecin aurait le droit de faire la même demande, puis un second, un troisième, etc., etc.; car ils ne croiraient pas plus aux expériences de M. Bonnet que M. Bonnet ne croit à celles des autres. Où cela s'arrêterait-t-il ?

D'ailleurs (je l'ai toujours dit en vain) on dénature la doctrine de Hahnemann. Symptôme n'est pas maladie ; semblable n'est pas identique. Après avoir touché du doigt et de l'œil les expériences que demande M. Bonnet, il lui serait toujours libre de contester la similitude, l'analogie, en disant purement et simplement, comme à son ordinaire : Cela *ne prouve rien*.

2° M. Bonnet veut que, devant lui et devant un

(1) Deux des premiers disciples de Hahnemann ont été victimes de leurs expériences, faites sur eux-mêmes par des médicamens pris à hautes doses : ces âmes généreuses ont sacrifié leur santé. Franz languit dans les souffrances d'un mal incurable; Homburg est descendu au tombeau. Hahnemann, comme ses disciples, tâtonnait alors ; la découverte des doses triturées, dynamisées, n'était pas encore faite. On peut aujourd'hui expérimenter sans danger. Quinze médecins, sous la direction de l'un d'eux, bien connu à Paris, répètent les essais de médicamens sur l'homme sain.

pharmacien, on *s'assure manuellement* si un médicament est susceptible d'être réduit à un décillionième de grain.

Que veut-on dire par s'assurer si un médicament est susceptible d'être réduit à un infiniment petit ? Quelle est l'opération *manuelle* qui peut fixer la limite de la division d'un corps ? Que M. Bonnet nous fasse connaître le pharmacien qui tentera une pareille expérience, et qui promettra un pareil résultat ! Notre intelligence est en défaut sans doute ; elle ne devine pas. Dès notre plus tendre enfance, dès nos premières années de collége, on a fixé dans notre mémoire l'axiôme de la divisibilité de la matière à l'infini.

Mais M. Bonnet ajoute : « Nous examinerons si le » remède ainsi divisé a quelque vertu. »

Très-bien ; quand bon vous semblera. A volonté vous verrez ; à moins de fermer les yeux, en nous portant le défi de vous faire voir.

Pourquoi faut-il répéter que la proposition de Hahnemann sur les maladies chroniques, qu'il fait remonter à trois types, la gale, la sicose, la syphilis, est *étrangère au débat actuel* ? Quand même elle comprendrait, comme dit M. Bonnet, toute la pathologie de Hahnemann, s'ensuivrait-il qu'elle eût la moindre influence sur les trois questions seules agitées entre nous : 1° que les semblables se guérissent par les semblables ; 2° que les homœopathes ont été jusqu'ici gênés dans leurs expériences ; 3° que les infiniment petits ne sont pas sans action ? Nous nous en rapportons au jugement du lecteur.

Au nombre des désirs exprimés par M. Bonnet est celui de lire mon nom entier au lieu de mes deux initiales : pure fantaisie ! il le sait aussi bien que la plupart de ceux qui nous lisent. Je n'ai pas plus à cœur de satisfaire des fantaisies personnelles que de repousser des petites colères. Quand j'ai pris la plume, livré à mes seules inspirations, je n'ai pas eu en vue M. Bonnet, que je n'ai pas l'honneur de connaître, mais l'humanité, la vérité, la science.

La science est une belle chose ! elle passionne le cœur et l'intelligence de l'homme ; elle vit de progrès, de découvertes. Voyez l'astronomie, la physique, etc.; toutes les sciences ont fait, depuis un certain nombre d'années, et de jour en jour, des progrès incontestables. La médecine seule est restée stationnaire ; car, il faut bien en convenir, s'il est vrai que l'anatomie pathologique ait éclairé le diagnostic de certaines affections, si nous pouvons avec plus de certitude qu'autrefois annoncer certains désordres de nos organes, avons-nous beaucoup avancé dans le traitement des maladies, dans la thérapeutique, dernier but de la doctrine médicale? Si l'on veut être sincère, on doit répondre négativement.

Heureux le jour où, rallié au grand principe de *spécificité*, fondé par le génie de Hahnemann sur la loi de l'*analogie*, on cessera de justifier l'axiome de Rousseau : « *On aime mieux une mauvaise manière* » *de savoir qu'une meilleure qu'il faudrait appren-* » *dre.* »

M. Bonnet se retire du combat : il fait bien ; mais il chante victoire comme balbutiait ce pauvre chevalier qui, le fer au cœur, expirait en sortant du champ clos.

Quelles sont les dernières paroles échappées à l'agonie de l'allopathe guerrier, et dirigées sur tous *les homœopathes* qu'il a *vaincus* ?

Il déclare, en sultan, que nous *ne pouvons, sous aucun prétexte, nous empêcher d'acquiescer à ses désirs.* Il nous impose le devoir d'assister aux expériences qu'il veut faire. Puis, la lance en main et l'armet en tête, il se précipite en désespéré à la défense des pharmaciens de Bordeaux, que personne n'attaque.

Ces messieurs sont trop bons chimistes pour avoir jamais cherché une *force* dans leur creuset, pas plus qu'un médecin n'a trouvé la vie sous son scalpel.

Nous ne pouvons que louer M. le docteur Bonnet de la résolution qu'il s'est décidé à prendre, de faire des essais homœopathiques. Nous sommes convaincus d'avance de la bonne foi parfaite qu'il y apportera. Le moment est donc venu de féliciter les homœopathes de la nouvelle et précieuse conquête qu'ils vont faire.

MONOLOGUE.

J'ai dit qu'au milieu des progrès de toutes les sciences la médecine proprement dite (l'art de guérir) est restée stationnaire.

Quelle en est la cause?

1° Elle n'a pas connu la loi par laquelle s'opère la guérison ;

2° Elle n'a jamais su exactement la véritable action des médicamens sur l'organisme.

On ne peut, d'après cela, s'étonner que tant d'auteurs, tant de maîtres de la science médicale allopathique, aient amèrement critiqué et les doctrines et la thérapeutique. Écoutons les justes et sévères observations de l'homœopathie exprimées par l'*allopathie* elle-même.

Le docteur Frappart, élève distingué et chéri de Broussais : *De la médecine enseignée dans les écoles :*

« Pour expliquer l'opinion passablement irrespec-
» tueuse que j'ai émise à ce sujet , je dirai seulement
» que tous les vingt ans , au plus, *la même école*
» *change de système* ; que parfois il y a *deux ou trois*
» *systèmes dans la même école* ; bref, que , parmi les

» médecins *sortis d'une même école et ayant le même*
» *système, il n'y en a pas quatre qui puissent s'entendre*
» *au lit du malade.* Tels sont les faits ; l'histoire mé-
» dicale et les malades sont là pour en témoigner. Or,
» si la science sert à nous diriger dans la pratique ,
» qu'est-ce qu'*une science* qui pousse chacun de ses
» adeptes dans des *routes diverses et souvent oppo-*
» *sées?*... Heureusement pour l'amour-propre des uns
» et la sécurité des autres, que chaque médecin croit
» tenir la bonne doctrine, et que chaque malade croit
» avoir un bon médecin. Tout est pour le mieux
» dans ce meilleur des mondes. »

Le docteur Fodéra , membre de l'Académie de Médecine :

« M. Broussais sait mieux que tout autre médecin
» qu'une maladie définie de vigueur, par exemple ,
» peut être guérie par des stimulans, c'est-à-dire
» qu'une *maladie d'irritation* peut être *guérie par des*
» *irritans.* Sa théorie manque donc de base lors-
» qu'il veut définir la nature des maladies et l'action
» des médicamens...; elle tombe en défaut comme
» *toutes les théories médicales , lorsqu'on l'envisage sous*
» *le point de vue thérapeutique.* »

Le même docteur Fodéra :

« On est surpris de tant de différence dans la ma-
» nière d'envisager les maladies, de tant de traite-
» mens divers. Les uns, *plus hardis,* administrent *des*
» *doses de médicamens héroïques;* les autres, *plus timi-*
» *des ,* n'osant agir, *attendent avec patience les jours*
» *critiques ;* d'autres s'amusent à faire *la médecine*

» *poly-pharmaceutique;* l'un ordonne *des purgatifs,*
» l'autre *l'émétique;* un troisième *fait toujours sai-*
» *gner,* et un quatrième *fait jouer au calomélas le*
» *rôle d'une panacée universelle.*

» Il suffit d'entrer dans un hôpital, et de parcou-
» rir des salles séparées par de fragiles cloisons, pour
» voir combien les médecins qui y font leurs visites
» *se ressemblent peu dans leur manière d'envisager les*
» *maladies et de les traiter.* Tout ce qu'on appelle *pra-*
» *tique* est dans le fond un *mélange bizarre* des restes
» surannés de tous les systèmes , de routiues trans-
» mises par nos pères. »

Le professeur de la faculté de médecine Rostan :

« Aucune science humaine n'a été et n'est encore
» infectée de plus de préjugés que celle-là (la ma-
» tière médicale). Chaque dénomination de classe
» de médicamens , chaque formule même, est , pour
» ainsi dire , une erreur.... Un formulaire (*c'est*
» *le vade mecum de l'allopathie*) qui a paru récem-
» ment, nous apprend à faire des potions incisives ,
» des loochs verts, des hydragogues, des emména-
» gogues , des résolutifs , des détersifs , des antisep-
» tiques , des antihystériques , etc. , etc.; un autre
» des apozèmes laxatifs, sudorifiques, un baume acous-
» tique , un baume de vie , de vie externe , nerval ,
» ophtalmique , etc., etc. Je m'arrête, dit-il ; je n'ai
» parcouru *que deux pages* du *Formulaire Magistral.*
» Est-il possible de n'être pas *rebuté* par ces *dégoûtan-*
» *tes absurdités? Nous pensons que ces sottises suran-*

» *nées doivent être renvoyées au quinzième siècle* (1). »
Le célèbre Bichat :

« A quelles erreurs ne s'est-on pas laissé entraîner
» dans l'emploi et la dénomination des médicamens ?
» *On créa des désobstruans, quand la théorie de l'obs-*
» *truction était en vogue.* Les *incisifs* naquirent quand
» celle de *l'épaississement des humeurs* lui fut associée.
» **Les expressions de délayans, d'atténuans, et les**
» **idées qu'on y rattacha, furent mises en avant à la**
» **même époque. Quand il fallut envelopper les** *âcres,*
» **on créa les** *invisquans,* **les** *incrassans,* **etc., etc.**
» **Ceux qui ne virent que relâchement ou tension des**
» **fibres dans les maladies, que** *laxum* **et** *strictum,*
» **comme ils le disaient, employèrent les** *astringens* **et**
» **les** *relâchans;* **les rafraîchissans et les échauffans**

(1) MM. Fourcroy et Rostan critiquent très-amèrement le mélange des médicamens; ils font sentir le ridicule de ces formules composées d'une *base,* d'un *excipient,* d'un *correctif,* d'un *adjuvant.* Citons Hahnemann :

« N'est-il pas absurde d'attribuer un effet à *une force,* tandis qu'il y
» avait en jeu, dans le même temps, *d'autres forces,* qui souvent ont con-
» tribué plus qu'elle à le produire ?

» Il ne serait pas plus ridicule de nous dire qu'on a découvert un ali-
» ment d'excellente qualité dans le sel de cuisine, qu'on l'a prescrit avec
» succès à un homme demi-mort de faim, qui s'en est trouvé sur-le-champ
» restauré comme par miracle, et que la formule à suivre en pareil cas
» est celle-ci : Prenez une demi-once de sel marin, principale substance
» de votre recette analeptique; faites dissoudre ce sel, selon les règles de
» l'art, dans suffisante quantité d'eau bouillante, à titre d'*excipient;* ajou-
» tez, pour *correctif,* un bon morceau de beurre; puis, pour *adjuvant,*
» une livre de pain coupé par tranches minces; et donnez le tout après
» avoir bien remué. On serait tout aussi fondé à dire que le sel fait la
» base de cette soupe, que le pain et le beurre ne sont que les accessoires,
» et que, préparée ponctuellement d'après la formule, elle ne manque
» jamais son effet salutaire. »

» furent mis en usage surtout par ceux qui eurent
» spécialement égard , dans les maladies , à l'excès
» ou au défaut de calorique.

» Des moyens identiques ont eu souvent des noms
» différens , suivant la manière dont on croyait qu'ils
» agissaient. *Désobstruant pour l'un , relâchant pour*
» *l'autre , rafraîchissant pour un autre , le même mé-*
» *dicament a été tour à tour employé dans des vues toutes*
» *différentes , et même opposées ; tant il est vrai que*
» *l'esprit de l'homme marche au hasard quand le vague*
» *des opinions le conduit.*

» *Il n'y a pas eu, en matière médicale , de systèmes*
» *généraux ; mais cette science a été tour à tour influen-*
» *cée par ceux qui ont dominé en médecine ; chacun a re-*
» *flué sur elle, si je puis m'exprimer ainsi. De là le*
» *vague et l'incertitude qu'elle nous présente aujourd'hui.*
» *Incohérent assemblage d'opinions elles-mêmes incohé-*
» *rentes , elle est peut-être , de toutes les sciences physio-*
» *logiques , celle où se peignent le mieux les travers de*
» *l'esprit humain. Que dis-je ? ce n'est point une science*
» *pour un esprit méthodique : c'est un assemblage in-*
» *forme d'idées inexactes , de moyens illusoires , de for-*
» *mules aussi bizarrement conçues que fastidieusement*
» *assemblées. On dit que la pratique de la médecine est*
» *rebutante ; je dis plus : elle n'est pas , sous certain*
» *rapport , celle d'un homme raisonnable , quand on*
» *en puise les principes dans la plupart de nos matières*
» *médicales.* »

Les citations se multiplieraient sous ma plume. Les
médecins allopathes les plus instruits sont ceux qui ont

le plus doué de leurs connaissances , qui ont le plus
gémi de l'insuffisance, de l'incertitude et des dangers
de la médecine. Honneur à leur bonne foi !

S'il y a désaccord aussi complet parmi les allopathes ; si l'un repousse ce que l'autre admet ; si la doctrine médicale de celui-ci n'est pas celle de celui-là ; si
le *pour* et le *contre* sont soutenus par un nombre égal
de célébrités; si la logique des uns diffère totalement de
celle des autres ; si ce qui est absurde pour l'un est une
vérité pour l'autre ; si, en un mot, la médecine est li-
vrée à la plus déplorable anarchie , c'est que la loi par
laquelle s'opère la guérison n'a pas été trouvée ; c'est
que, comme l'a dit Broussais , *il n'est aucune doctrine
médicale qui soit sévèrement déduite des faits ;* c'est que
la science n'est pas encore faite. Je dirai plus : l'allopathie
ne peut être regardée comme une science; car la science, pour mériter ce nom, doit être nécessairement *une;*
et la médecine est multiple. Assurément l'allopathie
a fait de généreux efforts ; elle est fière , à juste titre,
des travaux immenses, opiniâtres , d'une foule d'hommes de mérite , à qui nous devons un juste tribut de
reconnaissance. Leurs investigations n'ont pas été in-
fructueuses ; mais elles n'ont pu les mener à l'unité ,
ne partant pas d'un principe vrai , ce *criterium* indis-
pensable à toute science.

L'homœopathie l'a trouvée , cette *vérité-principe*
tant cherché, ce point fixe, ce pivot de l'art de guérir ;
c'est la loi des semblables, loi formulée par Hippocra-

te, quand il a dit : *La maladie est engendrée par les sem-*
blables , et c'est par les semblables que les symptômes des
maladies sont guéris… Le vomissement guérit le vomisse-
ment.

Il n'a manqué à Hippocrate que la connaissance
de l'action des médicamens sur l'organisme. S'il eût
été inspiré de la pensée de Hahnemann d'essayer sur
lui-même l'action des médicamens , qui sait ce que
serait la médecine aujourd'hui ?

Ce que je sais bien, c'est que nous ne verrions pas
cette déplorable anarchie dans laquelle se perd l'allopathie , anarchie non moins fatale dans l'emploi des
médicamens qu'à l'égard des principes de doctrine.
Les autorités déjà citées l'ont suffisamment prouvé.

Quel nom donner à cette appréciation de l'action
des médicamens cherchée par l'un dans la couleur, par
l'autre dans la forme ? Le premier a découvert que
le cucurma est utile dans la jaunisse, parce qu'il
est jaune ; que les feuilles de millepertuis sont effi-
caces dans les plaies , parce qu'elles contiennent un
suc rouge. Un autre prétend que l'orchis est propre
à ranimer les facultés v……, parce que sa racine
ressemble à des t….. (1). Dans ces derniers temps ,
le célèbre de Candole a , lui aussi , cherché à découvrir les *effets médicaux* des plantes par leurs *formes ex-*
térieures ; Schulz , au contraire, par leur *organisation*
intérieure.

---

(1) Dans les asthmes a été ordonné le poumon de renard , cet animal
ayant l'haleine longue et puissante ! O médecine !

On n'a pas été plus heureux, je l'ai dit, en inter-
rogeant la saveur, l'odorat, la chimie, l'*ab usu in
morbis*.

Une base fixe a donc toujours manqué à la médecine, pour arriver à la connaissance des vertus curatives des médicamens.

Eh bien ! l'homœopathie survient encore, qui offre
un fil conducteur dans ce labyrinthe des matières médicales. Elle a trouvé la boussole pour orienter tant
d'égarés dans cette mer sans rivage. L'essai des médicamens sur l'homme sain est le *seul sûr*, *le seul inat-
taquable point de départ*.

L'homœopathie a donc pour elle LE PRINCIPE et L'INS-
TRUMENT. Avec sa doctrine, plus de suppositions, d'hy-
pothèses chimériques, plus de théories divergentes,
contradictoires ; mais uniformité, fixité dans le principe comme dans l'application, loi thérapeutique
certaine, science en un mot ; car tous les faits dont
elle se compose se rattachent à une loi qui les explique tous.

Au milieu des ténèbres et du chaos de la vieille
école l'homœopathie apporte un flambeau ; et sur ce
flambeau on souffle le dédain, l'ironie...... Cela ne
se peut comprendre.

Mais elle n'en poursuivra pas moins sa marche.
Le temps a déjà beaucoup fait pour elle ; ce juge sé-
vère décidera de son sort : il sera inexorable. Le public observera ; peu soucieux des discussions et des
théories de l'école quand la douleur le presse, il croit
qui le soulage ; il se souvient de qui l'a guéri.

Mais chaque jour déjà la vérité fait un pas.

J'ai dit la multitude de médecins, autrefois allopathes, qui exercent honorablement l'homœopathie
sur tous les points du globe.

J'ai dit que les suffrages des maîtres eux-mêmes
de l'allopathie ne lui ont pas fait défaut.

Écoutons encore :

Dans une lettre que le docteur Frappart, éclairé
à son tour, écrivit à Broussais, il disait (1) : « Vous
» y verrez qu'à l'occasion de l'homœopathie je rap-
» pelle très-convenablement la justice que vous vous
» plaisez à rendre à cette découverte, parce que vous
» seriez fâché qu'une vérité passât sur la terre sans
» l'avoir au moins saluée à son passage. »

M. Isidore Bourdon, de l'Académie de Médecine,
après avoir analysé les doctrines de Hahnemann,
ajoute : « Ne peut-on pas conclure que Hahnemann,
» que l'on considère comme méconnaissant les prin-
» cipes de l'art, n'a au contraire rien avancé qui ne
» puisse parfaitement s'adapter aux fondemens éter-
» nels de la médecine hippocratique? »

---

(1) Ce que Broussais a écrit dans son *Examen des doctrines* serait fa-
cilement réfuté, et prouve, ce qu'il avoue, qu'il n'avait connu alors l'homœopathie que par un article de journal. Dominé d'ailleurs *par ses opinions matérialistes*, il devait dire ce qu'il a dit *sur une doctrine toute
spiritualiste.* Dans les dernières années de sa vie, il était revenu de ses
idées sur l'homœopathie. On ignore peut-être que, dans sa dernière maladie, il s'est fait traiter homœopathiquement pendant quatre mois, sous la
direction d'un homœopathe. (Voir M. Guyard.) Broussais est mort !...
parce qu'il n'y a que M. le docteur *** qui sache, et qui dise en pleine académie, « *que la mort est une exception.* »

Le docteur Pidoux et le professeur Trousseau disent : « Lorsque Hahnemann émit le principe » thérapeutique *similia*, etc., il prouva son dire en » l'appuyant sur des faits empruntés à la pratique » des médecins les plus éclairés. De toute évidence, » les phlegmasies locales guérissent souvent par l'ap- » plication directe des irritans, qui causent une in- » flammation analogue, inflammation thérapeutique » qui se substitue à l'inflammation primitive. »

Ils disent ailleurs : « L'expérience a prouvé qu'une » MULTITUDE DE MALADIES étaient guéries par des » agens thérapeutiques qui semblent agir dans le même » sens que la cause du mal auquel on les oppose. »

Le vénérable et savant Huffeland appelle l'homœo- pathie *la seule médecine directe*.

Le célèbre Bréra s'exprime ainsi : « Quoique l'ho- » mœopathie soit décriée par les uns comme bizarre, » par les autres comme inutile, et que beaucoup la » trouvent absurde, on ne peut cependant méconnaî- » tre qu'aujourd'hui elle tient son rang dans le monde » savant. Elle a ses livres, ses journaux, ses chaires, » ses hôpitaux, ses cliniques, ses professeurs et son » public. Bon gré, mal gré, ses ennemis eux-mêmes » doivent l'accueillir ; car sa position actuelle le com- » mande. Elle mérite un examen impartial, etc. »

Quels aveux !

Mais tout cela n'est que théorie. Qu'on en vienne aux faits pratiques ! Que l'allopathie et l'homœopathie soient mises *réellement* en présence, et opposent gué- risons à guérisons !

Ce n'est certes pas pour courir après le vain bruit d'une lutte que j'ai mêlé ma voix à ce débat. Une plus haute, une plus noble pensée a vaincu ma répugnance, et soutenu ma détermination. Si j'avais une valeur scientifique à offrir, je voudrais la doubler en cet instant ; afin que partie de ma profonde conviction, qui n'est pas la suite d'un rêve, mais le fruit d'une étude longue et sérieuse, pût arriver jusqu'aux antagonistes d'une doctrine jeune d'années, mais pleine d'avenir.

Je ne demande assurément pas d'être aveuglément cru. Qu'on attaque sérieusement l'homœopathie ! Il est bon qu'on essaie de renverser l'édifice, afin qu'il soit démontré qu'il résiste aux plus rudes assauts ; mais que la bonne foi, l'intention droite, l'amour de la vérité, soient les seules armes du combat, de l'étude et de l'expérimentation !

Bientôt alors nous serons tous d'accord pour proclamer :

1° Que la guérison des semblables par les semblables EST UN FAIT ;

2° Que l'analogie des symptômes produits par les médicamens sur l'homme sain, avec les symptômes des maladies qu'ils guérissent, EST UN FAIT ;

3° Que rien n'est fixé quant aux doses ; mais que l'action des doses infinitésimales sur l'organisme EST UN FAIT.

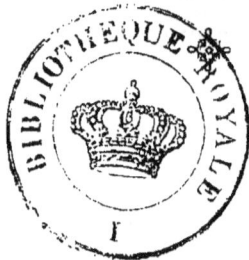

www.ingramcontent.com/pod-product-compliance
Lightning Source LLC
Chambersburg PA
CBHW070817210326
41520CB00011B/1989